BEI GRIN MACHT SICH IHR WISSEN BEZAHLT

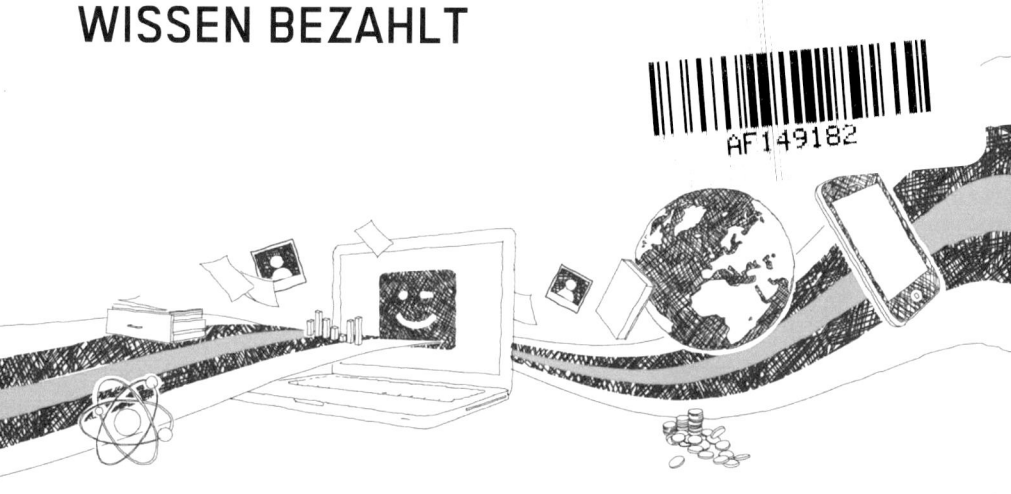

AF149182

- Wir veröffentlichen Ihre Hausarbeit,
  Bachelor- und Masterarbeit

- Ihr eigenes eBook und Buch -
  weltweit in allen wichtigen Shops

- Verdienen Sie an jedem Verkauf

Jetzt bei www.GRIN.com hochladen und kostenlos publizieren

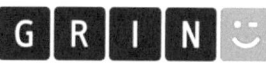

Mechthild Hagedorn

Mit Musik zu aufmerksamer Gelassenheit

Beschreibung einer musikgeragogischen Einzelbegleitung

GRIN Verlag

Bibliografische Information der Deutschen Nationalbibliothek:

Die Deutsche Bibliothek verzeichnet diese Publikation in der Deutschen National-
bibliografie; detaillierte bibliografische Daten sind im Internet über http://dnb.d-
nb.de/ abrufbar.

Impressum:

Copyright © 2009 GRIN Verlag, Open Publishing GmbH
Druck und Bindung: Books on Demand GmbH, Norderstedt Germany
ISBN: 978-3-656-09137-0

Dieses Buch bei GRIN:

http://www.grin.com/de/e-book/174801/mit-musik-zu-aufmerksamer-gelassenheit

GRIN - Your knowledge has value

Der GRIN Verlag publiziert seit 1998 wissenschaftliche Arbeiten von Studenten, Hochschullehrern und anderen Akademikern als eBook und gedrucktes Buch. Die Verlagswebsite www.grin.com ist die ideale Plattform zur Veröffentlichung von Hausarbeiten, Abschlussarbeiten, wissenschaftlichen Aufsätzen, Dissertationen und Fachbüchern.

Besuchen Sie uns im Internet:

http://www.grin.com/

http://www.facebook.com/grincom

http://www.twitter.com/grin_com

Mit Musik zu „aufmerksamer Gelassenheit" -

Beschreibung einer musikgeragogischen Einzelbegleitung

Abschlussarbeit Weiterbildung Musikgeragogik 2009

Fachhochschule Münster, Fachbereich Soziales

Mechthild Hagedorn

Dezember 2009

Inhaltsverzeichnis

1 Einleitung

Jeder Mensch ist von Geburt an musikalisch, da wir alle im Rhythmus unseres Atems und des Herzschlags leben (Jaeger, Oertli, 2004). Die Musikgeragogik bietet älter werdenden Menschen eine Vielzahl von Möglichkeiten, musikalisch aktiv zu sein, sei es in musikalischer Gruppenarbeit, in Seniorenchören, im Instrumentalspiel oder im Seniorentanz. Es geht um „selbstbestimmte musikalische Bildung im Alter" (Hartogh, Wickel 2008, Seite 24) und darf nicht mit Musiktherapie oder dem therapeutischen Nutzen von Musik verwechselt werden.

Musik kann eine Vielzahl von Bedeutungen für den älteren Menschen haben: Musik kann beruhigen oder aktivieren, kann Angst lösen oder das Schmerzempfinden beeinflussen, kann die Lebensqualität verbessern. Musik kann soziale Kontakte schaffen oder zurück zur inneren Mitte führen, Musik kann eine religiöse Erfahrung verstärken oder Erinnerungen aufleben lassen. Gefühle lassen sich über Musik ausdrücken. Musik kann zu „aufmerksamer Gelassenheit" führen und zum Erleben erfüllter Zeiten beitragen. Musik kann einen Beitrag zur erfolgreichen Alltagsbewältigung leisten. Unangenehme Wirkungen von Musik sollten im Vorfeld erkannt und vermieden werden.

Diese Projektarbeit handelt von Beobachtungen, wie Musik über einen längeren Zeitraum bei einer älteren Person wirkt. Die Bedeutung von Musik für die Alltagsbewältigung älterer Menschen wird an Hand eines Lebens-Balance-Modells herausgearbeitet. Es werden Vorschläge entwickelt, wie die Musikgeragogik in der individuellen Berufspraxis umgesetzt werden kann.

2 Allgemeine Überlegungen zum Einsatz von Musik

2.1 Begriffsklärung

Musik

Musik bedeutet ursprünglich „Tonkunst" und wird von dem griechischen *mousike* und dem lateinischen *musica* hergeleitet. Die Tonkunst beruht auf Tonbeziehungen, das heißt auf einer Aufeinanderfolge oder dem Zusammenklang einzelner oder mehrerer Töne (Brockhaus 2005). Töne müssen nicht unbedingt einem Tonleitersystem entstammen, sondern auch Klänge oder Geräusche können Ausgangsmaterial für Musik sein, zum Beispiel Alltagsgeräusche eines Handwerkers oder Küchengeräusche. Musik kann als ein im weitesten Sinne akustisches und zeitstrukturierendes Geschehen verstanden werden, das von Menschen gestaltet ist. Spitzer (2002, S. 115) betont die Funktion des Gedächtnisses: Musik ist eine Struktur der Zeit, ein Ton ist nur dann als Ton hörbar und erlebbar, wenn der Hörende einzelne Augenblicke zusammenfassend begreift.

Musik vermittelt emotionale Informationen (Spintge, Droh 1992, S. 3). Einerseits können mit Musik individuelle biografische Erinnerungen geweckt werden, andererseits kann in einer ganzen Gruppe der Gefühlszustand angeglichen werden, zum Beispiel im Seniorenchor oder beim Gruppenmusizieren. Weitere Beispiele sind die Rolle der Militärmusik oder Musik in Konzentrationslagern zur Zeit des Nationalsozialismus (Spitzer 2002, S. 380).

Musikalität ist die Fähigkeit und die Bereitschaft, sich von Musik beeindrucken zu lassen und Musik erleben zu können.

Geragogik

Nach aktuellem Verständnis bezeichnet die Geragogik die Wissenschaft von der Bildung, Betreuung und Förderung alter Menschen, wobei in diesem Zusammenhang die nachberufliche Bildung gemeint ist. Im Griechischen ist *geron* der Greis und *agoge* die Führung. Zur Geragogik zählt die Herzsportgruppe ebenso wie der Seniorenchor, es handelt sich also um Freizeitgestaltung mit altersspezifischen Themen. Wichtig ist der selbstbestimmte Erwerb und Erhalt von Handlungsmustern. Zu den Aufgabenfeldern der Geragogik zählen Altenbildung, Altenberatung und Altenhilfe, Forschung sowie Aus-, Fort- und Weiterbildung von Geragogen (nach Hartogh, Seminar Musikgeragogik, 2009).

Musikgeragogik

Bei vielen Menschen entsteht in der nachberuflichen Phase Freiraum für ästhetische, künstlerische und kreative Interessen. Die Musikgeragogik beschäftigt sich „mit der Unterstützung und Aneignung musikalischer Kompetenzen im Alter" (Hartogh, Wickel 2008, S. 22). Es handelt sich folglich um ein musikalisches Bildungsangebot im Alter mit den Zielen, die Lebenszufriedenheit zu steigern, Lebenskrisen besser zu meistern oder durch das musikalische Gemeinschaftserleben neue soziale Erfahrungen zu sammeln.

Als Musikgeragoge benötigt man musikalisches Fachwissen, Methodenkenntnisse und personale Kompetenzen, um zum musikalischen Lernen und Handeln zu motivieren. Der Musikgeragoge moderiert und betreut Bildungsprozesse und inszeniert ästhetische Erfahrungsräume. Die wesentlichen musikalischen Aktivitäten sind Singen, Instrumentalspiel, Musikhören, Bewegen und Musik erfinden. Diese können sowohl in einer Einzelbegleitung als auch in einem Gruppenangebot stattfinden (nach Hartogh & Wickel, Seminare Musikgeragogik, 2009).

Musiktherapie

In der Musiktherapie wird Musik als Kommunikationsmittel eingesetzt. Es geht also nicht um die Behandlung von Störungen im Bereich der Musik, wie man dem Wortsinn entnehmen könnte. Musikalische Vorkenntnisse sind für eine erfolgreiche Musiktherapie nicht erforderlich. Musiktherapie kann vielmehr als ein Bereich der Psychotherapie verstanden werden. Es handelt sich um einen „systematischen Prozess der Intervention, in dessen Rahmen der Therapeut dem Klienten hilft, seine Gesundheit durch den Einsatz musikbezogener Erfahrungen und der sich daraus entwickelnden Beziehungen zu fördern" (Spitzer 2002, S. 427). Mit Hilfe der Musik werden Gefühle zum Ausdruck gebracht, die in der Beziehung des Klienten zum Therapeuten entstehen.

Insofern sollte der Musiktherapeut sowohl über eine fundierte musikalische als auch psychotherapeutische Ausbildung verfügen. Musiktherapie im engeren Sinn setzt eine Indikationsstellung und einen Behandlungsauftrag voraus und formuliert ein Therapieziel. Der Musikbegriff beinhaltet drei Modelle: Musik wirkt, Musik ist Ausdruck von Beziehungen, der verstanden werden kann und Musik ist Gestaltung von Beziehungen.

Der Musiktherapeut hinterfragt seine Gefühle im Sinne einer Selbsterfahrung. Was passiert mit ihm, was mit dem Klienten, welche Gefühle werden bei ihm und beim Klienten in der Szene ausgelöst? Die Abgrenzung zur Musikgeragogik liegt im Stellenwert des Selbsterlebens. Der Musikgeragoge fragt: Wie erlebe ich mich in meinem Verhältnis zum musikalischen Tun? Es handelt sich nicht in erster Linie um Selbsterfahrung und nicht um Therapie.

Die musikalischen Aktivitäten sind zum Teil ähnlich wie in der Musikgeragogik, zum Beispiel Singen und Improvisation. Methodisch gibt es vor allem dann Überschneidungen, wenn der Musikgeragoge eine Einzelbegleitung übernimmt oder der Musiktherapeut eine Gruppe leitet. Wichtig ist der gegenseitige Respekt und die Anerkennung der persönlichen Kompetenzen und Grenzen. Die Musikgeragogen versuchen eher, den alten Menschen zu aktivieren, während Musiktherapeuten besser geschult sind, Rückzug zuzulassen und den Gründen für einen Rückzug nachzugehen (nach Tüpker, Kühn, Seminar Musikgeragogik, 2009).

Musikmedizin

Die ältesten Zeugnisse über den therapeutischen Einsatz von Musik stammen aus dem 4. Jahrtausend vor Christus. Ägyptische Papyri, griechische Tradition, die Bibel oder Stammesriten einfach lebender Völker schildern dies. Besonders eindrucksvoll wird im Alten Testament erzählt, wie etwa 1000 vor Christus David dem König Saul auf der Leier vorspielte, um dessen Schwermut zu lindern (1 Sam 16: 14-23). Bei allen Völkern der Welt spielt Musik eine lebenswichtige, wenn nicht überlebenswichtige Rolle (Kästner, 2005).

Die Musikmedizin ist eine verhältnismäßig junge Disziplin und befasst sich mit den therapeutisch nutzbaren Wirkungen des Hörens von Musik. Praktisch bedeutet es, dass die angstlösende und schmerzlindernde, anxioalgolytische Wirkung von Musik in verschiedenen medizinischen Fachbereichen eingesetzt wird. Dies bezieht sich beispielsweise auf die Anästhesie, Schmerztherapie oder Intensivmedizin. Besonders intensiv wird seit etwa 30 Jahren die Wirkung von Musik am Sportkrankenhaus Hellersen, Lüdenscheid, untersucht (Spintge, Droh 1992). Ohne auf die Einzelheiten der Studien eingehen zu können, lässt sich feststellen, dass in Anästhesie und Schmerztherapie durch den gezielten Einsatz von Musik unter bestimmten Bedingungen Medikamente niedriger dosiert werden können. In einem operativen Eingriff unter Lokalanästhesie fühlen sich Patienten weniger hilflos, wenn sie durch Auswahl der Musik am Geschehen beteiligt werden können.

2.2 Didaktisch-methodische Aspekte musikalischer Bildung & Betreuung im Alter

Zunächst stellt sich die Frage, ob ein Gruppenangebot oder eine Einzelbetreuung vorgesehen ist, ob das Angebot im häuslichen Bereich oder in der stationären Pflege durchgeführt werden soll. Eine genaue Beschreibung der Zielgruppe ist notwendig, zum Beispiel ob es sich um eine gemischte Gruppe von jüngeren Angehörigen und alten Menschen handelt, wie viele Teilnehmer eine Hörbeeinträchtigung haben oder an einer Demenz leiden. Bei einer Einzelbegleitung können sprachliche und motorische Fähigkeiten der Musizierenden individuell berücksichtigt werden.

Wie bereits erwähnt, können die musikalischen Aktivitäten vielfältig sein. Es ist sinnvoll, mit Bekanntem zu beginnen, zum Beispiel gemeinsam zu singen oder ein bekanntes Instrumentalstück auszuwählen. Das Liedgut kann vielfältig sein vom Volkslied und Schlager über Operettenmusik bis hin zum Kirchenlied, je nach biografischen Vorlieben. Musik weckt Emotionen: ein Lied kann an gemeinsame frohe Stunden mit den Enkeln erinnern aber auch an den kürzlich verstorbenen Ehepartner. Genaue Beobachtung ist deshalb ebenso wichtig wie die Fähigkeit, sich spontan auf eine neue Situation einzustellen.

Mit jedem Angebot sollte eine Zielsetzung verfolgt werden: welche musikalische Aktivität ist vorgesehen, wie wird sie durchgeführt und was kann damit erreicht werden? Was bewirkt das musikalische Tun des Musikgeragogen? Ziele leiten sich von der emotionalen und körperlichen Wirkung der Musik ab sowie von deren Bedeutung für den älteren Menschen. Das Gehirn in einen Zustand „aufmerksamer Gelassenheit" zu versetzen, sollte ein Ziel jeder musikalischen Begegnung sein (nach Speckmann, 2008, S. 190). Dieser Aspekt wird in Kapitel 3.4 genauer ausgeführt.

3 Die Bedeutung von Musik für die Alltagsbewältigung des älteren Menschen

3.1 Alltagsverständnis nach einem Lebens-Balance-Modell

Nach Seiwert und Peseschkian (2005) bewegt sich jeder Mensch unabhängig vom Lebensalter immer in vier Lebensbereichen, die zueinander im Bezug stehen: Körper, Arbeit, Kontakt und Sinn.

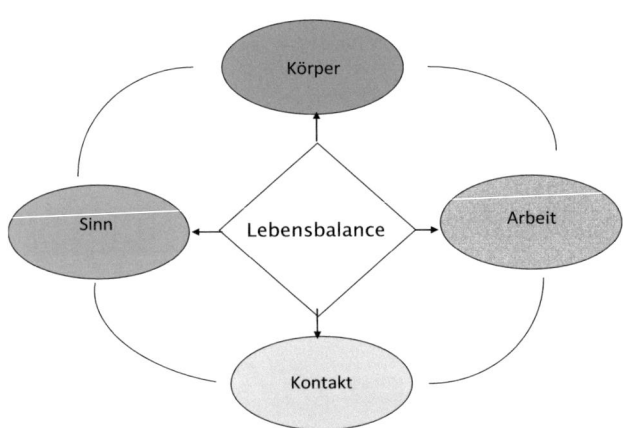

Abbildung 1: Lebens-Balance-Modell nach Seiwert (2005, S. 70)

Für den älteren Menschen bedeutet zum Beispiel

Körper	Ernährung, Schlaf, körperliche Veränderungen durch normale Alterungsprozesse, Umgang mit Krankheit
Arbeit	Hauswirtschaft und finanzielles Auskommen
Kontakt	zu Familienmitgliedern, Nachbarn, Freunden, aber auch ehrenamtliches Engagement
Sinn	religiöse Erfahrungen, Naturerlebnisse, kulturelle Werte, Umgang mit Abschied und Tod

Wenn die vier Lebensbereiche in einer Balance sind, hat der Mensch die Entwicklungsaufgaben seiner jeweiligen Lebensphase gemeistert, und es geht ihm den Umständen entsprechend gut: er ist gesund.

3.2 Bedeutung von Musik für die Lebens-Balance des älteren Menschen

Das Schlaflied steht beispielhaft für die *körperliche Wirkung* von Musik auf den Schlaf. Musik hilft bei der Alltagsbewältigung in lebensgeschichtlichen Krisen, also auch im Umgang mit Krankheit und Tod oder, und das betrifft den Lebensbereich *Arbeit*, beim Übergang von der Berufstätigkeit in den Ruhestand (Tüpker, Wickel 2009). Musik schafft *Kontakt* und Beziehungen, kann also beispielsweise im ehrenamtlichen Engagement im Kirchenchor oder Seniorenchor erlebbar werden. Musizieren bedeutet für viele Menschen das Erleben erfüllter Zeiten, Musik wird als *sinn*gebend erfahren, besonders intensiv spürbar im sakralen Raum, zum Beispiel als Kirchenlied mit Orgelbegleitung. Ebenso können Naturgeräusche, wie das Singen eines Vogels oder das Rauschen eines Baches, als entspannende musikalische Sinnerfahrung verarbeitet werden.

3.3 Musik im Kopf: Zusammenspiel von sensorischem System und Gedächtnis

Musik wird über das sensorische System wahrgenommen (Speckmann 2008, S. 88). Das Ohr nimmt Schallwellen aus der Umwelt auf. Die Struktur, die den Reiz aufnimmt, bezeichnet man als Rezeptor. Rezeptor-Erregungen werden durch Nervenzellen zum Gehirn geleitet und dort zu bewussten Wahrnehmungen oder Empfindungen verarbeitet. Sinnesempfindungen werden im Gehirn gespeichert (Speckmann, Wittkowski 2004, S. 92 und 120). Der Weg vom Ohr zum Gehirn wird auch bei Spitzer (2002, S. 49ff) beschrieben.

Musikerleben hängt mit dem Gedächtnis zusammen (Spitzer 2002, S. 116). Nach der Zeit werden drei Gedächtnistypen, also drei Arten, Information weiterzuverarbeiten,   unterschieden: das *Ultrakurzzeitgedächtnis* wird im akustischen Bereich „Echogedächtnis" genannt, wir spüren einem Ton nach, zum Beispiel ob er mit oder ohne Vibrato gespielt wurde. Im *Kurzzeitgedächtnis* oder Arbeitsgedächtnis verbleiben Informationen für einige Sekunden, es kann durch inneres Wiederholen verlängert werden. So behalten wir Tonfolgen und können Melodien erleben. Im *Langzeitgedächtnis* werden Informationen mit Hilfe von Verbindungen zwischen mindestens zwei Nervenzellen gespeichert. Die über den Hörnerv eingehenden Impulse werden mit bereits vor Tagen, Wochen, Monaten oder sogar Jahren gespeicherten Informationen zusammengebracht und gemeinsam verarbeitet.

Für diese Projektarbeit ist es wichtig zu verstehen, dass Sprache in Sprachzentren im Gehirn verarbeitet wird . Es gibt hingegen keine vergleichbaren „Musikzentren". Nachfolgend soll die Frage beleuchtet werden, wo sich im Kopf der Platz für Töne befinden könnte. Gemeint sind die Areale, in denen durch Musik ausgelöste Wahrnehmungen oder Empfindungen verarbeitet werden. Spitzer (2002, S. 194) berichtet seinerseits von einer 1971 durchgeführten Studie, in der bei den Probanden durch die Injektion eines kurzwirksamen Schlafmittels in die rechte beziehungsweise linke Halsschlagader die linke beziehungsweise rechte Gehirnhälfte kurz abgeschaltet wurde (WADA-Test). Damit konnten Aussagen über die Lateralisierung musikbezogener Fähigkeiten getroffen werden. Bei Ausschaltung der linken Gehirnhälfte konnten die Probanden singen oder summen, hatten jedoch ihre Sprache verloren. Das legt die Schlussfolgerung nahe, bei vielen Menschen befinde sich die musikalische Reizverarbeitung eher in der rechten Gehirnhälfte. Dies kann auch eine Erklärung dafür sein, warum Menschen mit Aphasie noch singen können.

3.4 Musik führt zu „aufmerksamer Gelassenheit"

In Abbildung 2 wird ein Gedankenexperiment nach Speckmann (2008, S. 183-187) beschrieben. In zwei extremen Fällen sind Nervenzellen vorhanden, haben aber die Fähigkeit, auf äußere oder innere Reize zu reagieren, weitgehend verloren. Speckmann spricht vom „reversiblen Hirntod" und meint damit Schlaf oder Narkose auf der einen oder maximale Übererregbarkeit auf der anderen Seite. Der Idealzustand hingegen ist ein optimales Aktivitätsniveau und eine optimale Lebendigkeit des Gehirns. Diesen Idealzustand nennt Speckmann „aufmerksame Gelassenheit". In der Graphik befindet er sich im Schnittpunkt der beiden Kurven. Musik kann einen Beitrag dazu leisten, sich dem Zustand aufmerksamer Gelassenheit anzunähern, denn Musik vermag übererregte Zellen zu beruhigen und reaktionsarme Zellen anzuregen.

Abbildung 2: Graphische Darstellung der „aufmerksamen Gelassenheit" nach Speckmann (2008, S. 187)

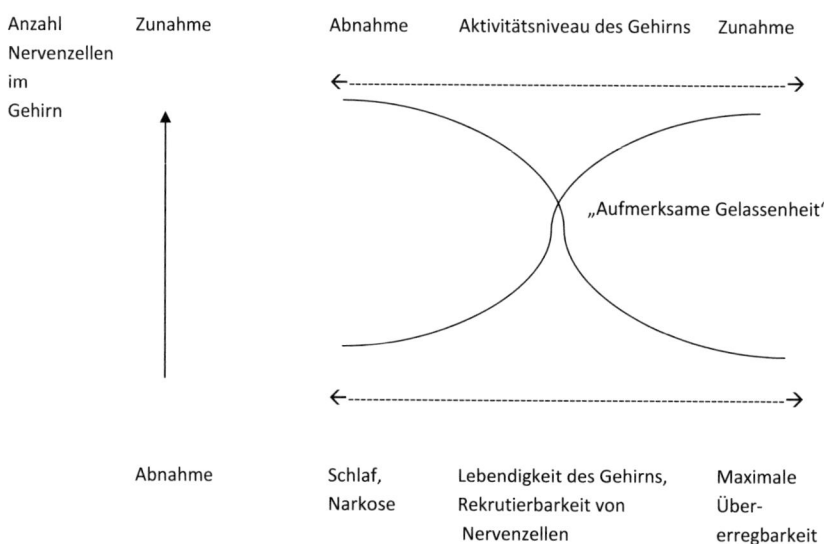

3.5 Musik im Umgang mit chronischen Schmerzen

Bernatzky und Kollegen (2007, S.173) untersuchen die Wirkung von Musik bei chronischen Rückenschmerzen und weisen einen positiven Effekt von Musiktherapie in Kombination mit Entspannungsverfahren nach. In der Diskussion stellen die Autoren Erklärungsmodelle vor: "Neurophysiologische und psychologische Befunde zum Musikerleben deuten darauf hin, dass eine rhythmische Aktivierung im Zentralnervensystem erfolgt, die Variationen in der Schmerzmodulation, aber auch von biologischen Rhythmen zur Folge hat. […] Einzelheiten sind noch weitgehend unerforscht."

In der nachfolgend beschriebenen Einzelbegleitung geht es unter anderem um die Beobachtung der Wirkung von selbst gespielter Barockmusik auf neuralgische Kopfschmerzen, die sich als Folge einer viralen Herpes-zoster-Infektion mit nachfolgender Encephalitis chronisch manifestiert haben.

4 Ambulante Einzelbegleitung

4.1 Bedingungsanalyse

Herr M., 77 Jahre alt, musiziert seit etwa vier Jahren täglich zur Mittagszeit in einer gotischen Hallenkirche in einer westfälischen früheren Hansestadt. Zwanzig Meter hohe Fenster durchfluten den Raum mit Licht. Herr M. spielt Querflöte. Die starke Klangwirkung im Raum spricht jeden Eintretenden unmittelbar an, viele Kirchenbesucher sind positiv berührt.

Auffällig ist seine im Sitzen verdrehte Körperhaltung. Sein Spiel klingt virtuos und sehr musikalisch, gleichzeitig aber auch erratisch, denn von einigen Musikstücken höre ich nur wenige Takte, dann nimmt Herr M. andere Noten hervor. Das Spiel differiert stark nach seiner Stimmung, seltener sind zarte, lange, tiefe Töne und Choralmelodien, häufiger spielt er schnelle Läufe, höhere Töne. Eine kräftige Klangfarbe dominiert.

Bei einer Stadtbesichtigung während der Geigenstunde unserer Tochter bin ich ihm im Mai 2009 zum ersten Mal begegnet und habe ihn angesprochen. Da die Kirche eine bekannte Sehenswürdigkeit ist, wird sie häufig besucht, und Herr M. ist es gewohnt, von Gästen angesprochen zu werden. Neu ist für ihn mein Vorschlag, eine Woche später mein Instrument, eine Geige, mitzubringen und ihm das Zusammenspiel anzubieten. Er willigt ein. Von Ende Mai bis Anfang September treffen wir uns jeden Mittwoch Nachmittag für etwa 40 Minuten. Der zeitlich festgelegte Rahmen ist für uns beide wichtig. In den Atempausen zwischen den Musikstücken erzählt er von der Bedeutung der Musik für sein Leben.

4.2 Ziele

Mein Ziel, einen Satz eines Musikstücks zusammenhängend mit ihm zu spielen, erreichen wir überraschend auf Anhieb. Ich möchte ihn motivieren, im Stehen zu spielen. Sein Ziel des täglichen Spiels ist der Umgang mit andauernden Kopfschmerzen als Folge einer Encephalitis. Er will „dem Bösen" mit „dem Guten" begegnen.

Im Vordergrund steht für uns beide die Freude, einen Kirchenraum mit Musik zu füllen. Ich erlebe das Zusammenspiel als Kommunikation, wir hören sehr gut aufeinander. Wir erleben Musik als Möglichkeit, uns ohne Worte zu verständigen und erleben die gemeinsame Zeit als „erfüllte Zeit".

4.3 Methoden

Bei den Vorüberlegungen geht es um unsere Möglichkeiten und Beeinträchtigungen. Ich überlege, ob ich mir das gemeinsame Musizieren zutraue, da er ein sehr erfahrener Musiker ist: ich kann schlecht einschätzen, ob wir gleichberechtigte Spielpartner sind. Ich bin unsicher, ob er sich an meine Person und unsere Verabredung erinnern wird. Er hat Gedächtnislücken und ich kann nicht beurteilen, auf welche Bereiche sie sich beziehen. Wir verzichten auf das Zusammenspiel, wenn eine Führung in der Kirche stattfindet oder wenn sich Herr M. nicht wohlfühlt. Wir einigen uns auf instrumentales Zusammenspiel von Querflöte und Geige und beginnen mit dem ersten Satz des Doppelkonzertes d-moll für Oboe und Geige von J.S. Bach, BWV 1060. Das Stück ist für den Anfang geeignet, da es uns beiden gut bekannt ist. In der Folge spielen wir einzelne Sätze aus den Sechs Kanonischen Sonaten von G.P. Telemann.

In den Spielpausen ist Raum für biografische Gespräche entweder über seine Krankengeschichte, seine Beziehung zur Musik oder über die Rolle des Querflötenspiels für den Umgang mit seinen chronischen Kopfschmerzen.

4.4 Darstellung unseres ersten Zusammenspiels

Ich öffne die Kirchentür und höre ich bereits sein Spiel. Er sitzt auf einer Holzbank rechts von der Eingangstür hinter einem kleinen Informationsstand. Dort ist die Akustik für ihn am besten, da der Schall sich nicht in der Weite des Raums verliert. Hinter ihm befindet sich eine Außenwand. Ich warte ab, bis er sein Spiel unterbricht, gehe von vorne auf ihn zu, schaue ihn an und begrüße ihn per Handschlag. Er erkennt mich, begrüßt mich mit „Ich habe schon auf Sie gewartet" und winkt mit den passenden Noten. An seinen Händen erkenne ich, wie es ihm geht. Wenn er sehr schwitzt, ist er körperlich nicht im Gleichgewicht.

Ich packe mein Instrument aus und baue meinen Notenständer auf. Wir stimmen, er hat ein sehr feines Gehör. Er möchte viel schneller spielen als ich. Erneut zweifle ich, worauf ich mich eingelassen habe, denn musikalisch fühle ich mich zeitweise unterlegen. Ich fordere ihn auf, ob er im Stehen spielen möchte, er willigt ein. Wir spielen die ersten Takte und beginnen von vorne. Wir spielen den ersten Satz zu Ende und gleich noch einmal. Wir versuchen, aufeinander zu hören und miteinander zu atmen.

Ein Kirchenbesucher aus Süddeutschland spricht uns an. Er ist Architekt und erlebt die Akustik an verschieden Stellen im Raum besonders intensiv. Er fragt, warum Herr M. den Platz an der Seite bevorzugt. Herr M. erzählt ihm bereitwillig von seinem Klangempfinden und den Kopfschmerzen als Folge seiner Encephalitis. Während des Sprechens hält er die Querflöte an seine rechte Schläfe. Es sieht so aus, als wolle er einerseits seine Kopfschmerzen durch die Flöte ableiten, andererseits seine verlorenen Fähigkeiten durch die Flöte wieder in den Kopf zurückkehren lassen.

Nach dem Gespräch wiederholen wir den ersten Satz. Die Kirchenbesucher applaudieren spontan.

4.5 Gesamtverlauf der Einzelbegleitung

Die Treffen finden im Zeitraum zwischen Mai und Anfang September 2009 statt. Der Ablauf ist immer gleich: Begrüßung, längeres Instrumentalspiel, Gespräch entweder zu zweit oder in Interaktion mit Kirchenbesuchern, zum Abschluss Wiederholung eines Musikstückes aus den ersten zwanzig Minuten der Begegnung. Per Handy teilt er seiner Frau mit, wenn er später nach Hause kommt als gewöhnlich.

Wir lernen uns Woche für Woche besser kennen, vor allem kann ich nach und nach meine Unsicherheiten ablegen. Herr M. reagiert offen, sagt klar, wenn er spielen möchte oder wenn er lieber schweigt. Er fragt mich nicht, wer ich bin oder warum ich ihm das Zusammenspiel anbiete. Bis Ende Juni kennen wir nicht unsere Namen.

Herr M. und ich spielen auch den zweiten und dritten Satz des Doppelkonzertes, sind uns aber einig, dass das *basso continuo* fehlt, finden den ersten Satz, wie er sich ausdrückt, „am gnädigsten". Bei einem anderen Treffen bringen wir einen Satz von Telemanns Kanonischen Sonaten zu Gehör. Eine Lübecker Kirchenmusikerin hört 45 Minuten lang zu und ist mit uns im Dialog.

Während der Sommerferien hinterlege ich in der Kirche eine Postkarte mit meiner Anschrift, verbunden mit der Einladung, sich bei mir zu melden, falls er während der Ferien musizieren möchte. Zu meiner Überraschung ruft er tatsächlich eines mittags an und erklärt, dass er während der Ferien viel Zeit mit seiner Enkelin verbringe, die ihren Arm gebrochen habe. Er werde weniger in der Kirche sein als während der Schulzeit. Er freue sich aber auf unser Wiedersehen nach den Ferien.

Wir nehmen im August den Faden des Bach- Doppelkonzertes wieder auf. Jedes Mal klingt es anders und wir können das Tempo steigern. Für die Zukunft überlegen wir, Bearbeitungen von Mozart-Arien für Geige und Querflöte anzuspielen oder anspruchsvollere Telemann Sonaten herauszusuchen.

4.6 Schlussphase

Seit den Sommerferien werden vermehrt Kirchenführungen für Gäste angeboten, die zunächst um 15 Uhr begannen, inzwischen schon um 14.30 Uhr. Ausschlaggebend für die Unterbrechung unserer Treffen ist aber der veränderte Gesundheitszustand von Herrn M: sein vegetatives Nervensystem gerät ohne Vorankündigung aus dem Gleichgewicht. Er klagt über Herzrasen, schwitzt sehr, muss sich sehr anstrengen und möchte sich nur zurückziehen, sowohl musikalisch als auch im Gespräch. Er wäre an einem Mittwoch lieber zu Hause geblieben, ist aber gekommen, weil er mich nicht warten lassen wollte. In diesen Wochen ist das Spiel fast unmöglich und einmal bittet er mich, den Geigenkasten nicht zu öffnen, möchte aber gern ein paar Sätze sprechen.

Nach zweiwöchiger Abwesenheit treffe ich ihn an, wie er ganz leise Choräle spielt. Die Melodieführung ist sehr lebendig, ich spüre, wie er sich mit der Betonung eines jeden Tones auseinandersetzt. Wir sprechen auch darüber. Er bestätigt meinen Eindruck, dass es ihm wieder besser gehe. Ich bin ohne Geige, aber in Begleitung meiner jüngeren Söhne gekommen. Herr M. erzählt lebhaft von früheren musikalischen Begebenheiten.

Ich empfinde die beschriebenen Treffen als Einheit, als ein Ganzes. Wir haben verabredet, die Zeit der Führungen abzuwarten und ab etwa Mitte November wieder zusammen zu spielen. Dann könnten wir uns beiden unbekannte Literatur auswählen, wir zum Beispiel Choräle, Arien-Bearbeitungen von W.A. Mozart oder Sonaten von G. P. Telemann.

4.7 Biografische Ergänzungen

Im Herbst 2004, also vor genau fünf Jahren, treten bei Herrn M. Schlaganfall-Symptome auf, im Vordergrund steht der völlige Sprachverlust (Aphasie). Seine Tochter gibt sich als Internistin mit der Diagnose „Schlaganfall" nicht zufrieden und besteht auf einer Untersuchung des Liquors auf Herpesviren. Der Befund ist positiv und umgehend wird eine Infusionsbehandlung mit Zovirax eingeleitet. In der Rehabilitationsklinik wird Zovirax möglicherweise verfrüht abgesetzt, jedenfalls kommt es am 24.12.04 zu einem Rückfall, der erneute Aphasie zur Folge hat.

Herr M. versucht auf bewundernswerte Weise, sich mit den bleibenden Gehirnschäden zu arrangieren. Sein Wesen ist freundlich, aufmerksam und zuvorkommend. Auch wenn es ihm schlecht geht, ist er nicht unzufrieden. Die Musik leistet einen Beitrag zu dieser Lebenshaltung. Er sieht sie als gute Kraft gegen seinen fortwährenden Kopfschmerz. Medikamente lehnt er weitgehend ab, da er sich durch sie gedämpft fühlt. Musik führt ihn zu seiner inneren Mitte. Vermutlich hat Musik auch einen erheblichen Beitrag zum Wiedererlangen der Sprache gehabt.

Musikbiografische Aspekte

Musik spielt im Leben von Herrn M. seit jeher eine besondere Rolle. Schon als Achtjähriger singt er im Leipziger Knabenchor. Bis zum Alter von etwa 20 Jahren spielt er Geige, obwohl sein Traum immer die Querflöte war. Während des Studiums der evangelischen Theologie sammelt er Erfahrungen mit Blockflöten. Er erzählt, seine Altflöte habe ganz abgenutzte Grifflöcher, so häufig habe er darauf gespielt. Er wird evangelischer Pastor, heiratet und hat vier Kinder. Per Zeitungsannonce findet er eine halbmechanische Querflöte und eine Oboe. Er nimmt frühmorgens Oboenunterricht in Dortmund und ist vor der Pfarrsekretärin um halb neun zurück im Gemeindebüro. Die größte Freude jedoch bereitet ihm bis heute die Querflöte.

In seiner Gemeinde leitet er vor seiner Erkrankung einen Posaunenchor. In der Freizeit baut er insgesamt achtzehn hochwertige Cembali, eines befindet sich heute in der Kölner Philharmonie. Für seine Frau, die Cembalo spielt, hat er mehrere Instrumente gebaut. Er singt gegenwärtig einmal wöchentlich in einem großen, gemischten Chor. Wenn ihm das Programm nicht zusagt, probt er das betreffende Musikstück nicht mit.

Er erzählt im Laufe der Begegnungen immer wieder, wie er nach der Encephalitis die Querflöte zum ersten Mal in der Hand hat, bläst und bemerkt, dass ihm zwar die Sprache verloren gegangen ist, die Musik aber nicht. Seine Augen leuchten, wenn er an die ersten Töne denkt, und er beschreibt die Gewissheit, die er dabei empfand, dass wenn die Musik fließe, auch die Sprache wieder erlernbar sein werde.

4.8 Auswertung und Reflektion

Bedeutung der Musik für Herrn M. an Hand des Lebens-Balance-Modells

Körper

Seine Antwort auf die chronischen Kopfschmerzen ist das Spiel der Querflöte. Von der Allgemeinverfassung her wird das Gehirn durch das regelmäßige Üben in einen Zustand „aufmerksamer Gelassenheit" versetzt. So sind die Folgen der Erkrankung im Alltag besser zu ertragen. Zusätzlich wird durch die Zwerchfellatmung beim Flötenspiel sein Körper mit mehr Sauerstoff versorgt. Seine Finger bleiben in Bewegung, seine allgemeine Muskelspannung wird herabgesetzt. Mit Musik kann er seine Gefühle ausdrücken, wie beschrieben durch leises, langsames oder kräftiges, schnelles Spiel. Insofern bietet sie auch eine Möglichkeit zur Selbststeuerung: er kann sich mit Musik aktivieren oder beruhigen.

Kontakt

Die Musik bietet Herrn M. zahlreiche Kontaktmöglichkeiten, vor allem zu Kirchenbesuchern. An guten Tagen hat er es gern, angesprochen zu werden. Es wird ihm viel Wertschätzung entgegengebracht, er erhält Komplimente. Wenn er nach Hause kommt, kann er seiner Familie von den Erlebnissen erzählen. Konflikte können beispielsweise dann auftreten, wenn Kirchenführungen stattfinden. Auch der Organist fühlt sich öfter von Herrn M. gestört, da er nicht gleichzeitig üben kann. So lädt der Organist Herrn M. nicht zum gemeinsamen Spiel ein.

Andererseits ist die Kirche auch ein Ort des Rückzugs. Seine Frau kann eine ausgedehnte Mittagsruhe verbringen. Die Musik bringt Abwechslung in den Alltag von Herrn M. und seinen Angehörigen.

Sinn

Als evangelischer Pastor im Ruhestand, der wegen seiner Gedächtnislücken keine Gottesdienste mehr feiern kann, ist es eine religiöse Erfahrung, im Kirchenraum zu musizieren, zumal er öfter Choräle spielt. Er empfindet die Musik und seine Fähigkeit zu musizieren als „Gnade". Musik verbessert seine Lebensqualität.

Reflektion des gemeinsamen Musizierens

Andere Kirchenbesucher wählen als Kontaktmedium die Sprache. Ich greife seine Fähigkeiten auf und biete die musikalische Sprache an, um mit ihm in Beziehung zu treten.

An erster Stelle steht an guten Tagen für uns beide die Freude über das gelungene Zusammenspiel, das das erratische Spiel ersetzt. An schlechten Tagen bittet Herr M. „um Verschonung". Da er seine Wünsche formuliert und ich auch spüre, wie es ihm geht, halte ich die Begegnungen für ausgewogen.

Die Begegnungen führen mich zeitweilig an Grenzen. Herr M. hat eine starke Persönlichkeit und verfügt über einen großen Erfahrungsschatz. Er ist im Instrumentalspiel geübter und erfahrener als ich. Ich erkenne nicht immer auf Anhieb, an welchen Stellen er Gedächtnislücken hat. Ich bin zum Beispiel völlig überrascht, dass er mit dem Handy telefoniert oder noch selbst Auto fährt, sogar jedes Jahr bis nach Südfrankreich. Ich entscheide mich für die wöchentlichen Begegnungen, lerne Herrn M. besser kennen, und die Bedenken lösen sich mit der Zeit auf. Es entsteht Raum für mein Interesse an biografischen Gesprächen und für Freude über die Musik in dem schönen Kirchenraum.

Für den Fall, dass es Herrn M. körperlich wieder schlecht geht, respektiere ich seinen Wunsch nach Rückzug. Es bleibt offen, welche Rolle die Musik für seinen Spracherwerb nach der Aphasie gespielt hat.

Der von mir klar begrenzte zeitliche Rahmen von etwa 45 Minuten pro Treffen scheint für uns beide angemessen zu sein. Er ist vorgegeben durch die Geigenstunde unserer Tochter und die räumliche Entfernung, die Geigenstunde ist fast 30 Kilometer von unserem Wohnort entfernt. Manchmal hätte Herr M. es gern gehabt, wenn ich noch länger geblieben wäre. Mein zeitlicher Rahmen passt zu seinen Gewohnheiten. Ab einer bestimmten Uhrzeit erwartet ihn seine Frau zu Hause.

Es stellt sich die Frage, ab wann unsere Begegnungen anders sind als die anderen zufälligen Begegnungen mit Kirchenbesuchern. Ich meine, schon beim zweiten Treffen wird der Unterschied deutlich, als er mich mit dem Satz begrüßt „Ich habe auf Sie gewartet." Es fällt auf, dass er mich nie nach meiner Person oder nach meinem Beruf gefragt hat. Er weiß nichts über meine Musikgeragogik-

Weiterbildung und nichts über die Projektarbeit. Er hat unsere Kinder kennengelernt und weiß von unserer Familie. Ich erkläre mir die Begrenzung seines Interesses mit der Schwere der Erkrankung. Letztlich ist er auf sich selbst bezogen und kann nur in begrenztem Rahmen wahrnehmen, von welchen Menschen er angesprochen wird. Das fehlende Interesse zeigt sich auch darin, dass er nicht auf mich zugekommen ist.

Es ist mir gelungen, einen Platz in einem bereits vorhandenen Raum zu finden. Ich habe keine neue Gelegenheit zum Musizieren geschaffen, und Herr M. reflektiert auf Grund seiner Erkrankung nicht, ob es ihm nach dem gemeinsamen Musizieren mit mir besser geht als wenn er allein spielt. Dennoch bin ich überzeugt davon, das Spiel von Herrn M. bereichert zu haben und dadurch seine und meine Freude und Zufriedenheit gesteigert zu haben.

Ein Gedanke von Yehudi Menuhin mag einen Teil meiner Empfindungen beschreiben: „Musik ist die Stimme des Universums, ist die Harmonisierung aller Schwingungen, aus der Materie besteht, und sie heilt uns und unser Universum."

5 Zusammenfassung

Zunächst erfolgen Begriffsbestimmungen der Musikgeragogik, Musiktherapie und Musikmedizin. Die Bedeutung von Musik für die Alltagbewältigung älterer Menschen wird an Hand eines Lebens-Balance-Modells beschrieben. Der praktische Teil dieser Projektarbeit handelt von Beobachtungen, wie Musik über einen längeren Zeitraum bei einer älteren Person wirkt. Regelmäßiges Querflötenspiel führt bei der begleiteten Person zu „aufmerksamer Gelassenheit" und trägt dazu bei, die Folgen einer Encephalitis besser zu ertragen und anzunehmen. Die in einer Kirche gespielte Musik bietet der Person zahlreiche Kontaktmöglichkeiten zu Kirchenbesuchern, ermöglicht aber gleichzeitig auch für eine bestimmte Tageszeit den Rückzug von Familienmitgliedern. Als evangelischer Pastor im Ruhestand empfindet die begleitete Person Musik als „Gnade" und „Geschenk".

6 Literatur

Bernatzky et al. (2007). *Nichtmedikamentöse Schmerztherapie – Komplementäre Methoden in der Praxis* (1. Aufl.).Wien: Springer

Brockhaus (2005). *Enzyklopädie in 30 Bänden* (21. Aufl.). Mannheim: Brockhaus

Bruhn, Oerter, Rösing (1993). *Musikpsychologie: Ein Handbuch*. Reinbek bei Hamburg Rowohlt Taschenbuch Verlag

Gatterer (2007). *Multiprofessionelle Altenbetreuung – Ein praxisbezogenes Handbuch* (2. Aufl.). Wien: Springer

Hartogh, Wickel (2008). *Musizieren im Alter*. Mainz: Schott

Jaeger, Oertli (2004). *Rhythmus und Stimme in der Musiktherapie*. Seminar im Rahmen der 54. Lindauer Psychotherapietage.

Kästner (2005). *Wirkung von Musik – Eine Bestandsaufnahme bisher vorliegender wissenschaftlicher Erhebungen* (1. Aufl.) München: Grin Verlag

Seiwert (2005). *Wenn du es eilig hast, gehe langsam*. Frankfurt/Main: campus

Speckmann, Wittkowski (2004). *Bau und Funktion des menschlichen Körpers* (20. Aufl.). München: Elsevier

Speckmann (2008). *Das Gehirn meiner Kunst. Kreativität und das selbstbewußte Gehirn*. Münster: Daedalus Verlag

Spintge, Droh (1992). *Musik-Medizin: Physiologische Grundlagen und praktische Anwendungen*. Stuttgart: Gustav Fischer Verlag

Spitzner (2002). *Musik im Kopf – Hören, Musizieren, Verstehen und Erleben im neuronalen Netzwerk*. (1. Aufl.) Stuttgart: Schattauer

Tüpker, Wickel (2009). *Musik bis ins hohe Alter. Fortführung, Neubeginn, Therapie*. Münster: LIT

Van Deest (1997). *Heilen mit Musik*. München: Deutscher Taschenbuch Verlag